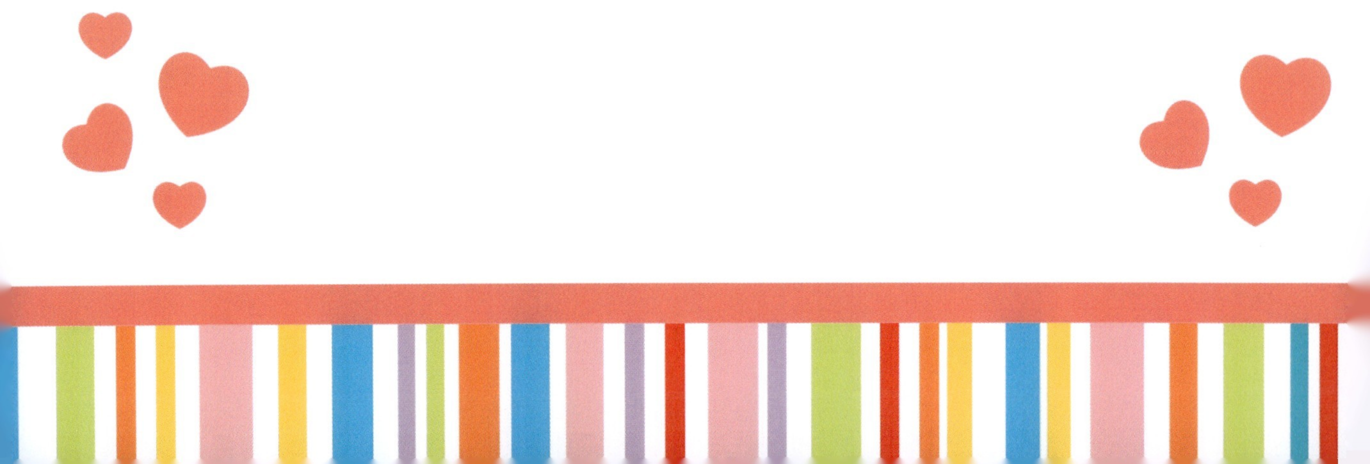

Printed in Poland
by Amazon Fulfillment
Poland Sp. z o.o., Wrocław

36330495R00025